OBSERVATIONS

COMMUNIQUÉES

A LA SOCIÉTÉ MÉDICALE DE BREST.

OBSERVATIONS

COMMUNIQUÉES

A LA SOCIÉTÉ MÉDICALE DE BREST,

EN 1844 ET 1845.

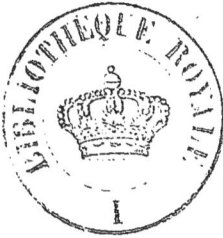

—

BREST,

TYPOGRAPHIE DE CH. LE BLOIS,
rue Neptune, 10.

—

1846.

OBSERVATIONS

communiquées

A LA SOCIÉTÉ MÉDICALE DE BREST.

*Éclampsie survenue au 6ᵉ mois de la grossesse. — Guérison. —
Continuation de la gestation , par M. le docteur* BEUSCHER.

(Octobre 1844.)

M. Dubois , à la fin d'une de ses leçons d'accouchements ,
dit , en parlant de l'éclampsie : *en résumé, dans quelque condition que ce soit, on doit porter dans cette affection un pronos-
tic fâcheux.* D'après ce que mon confrère Lairan et moi
avons observé , il n'en est pas toujours ainsi , et le danger
serait souvent moins grave que ne le pense le savant professeur. Depuis 2 ans et demi, six cas d'éclampsie, d'une gravité
incontestable , ont été observés par nous ; les femmes ont
guéri et les enfants , excepté un seul , vivent encore ou ont
vécu après leur naissance.

Le fait dont je désire vous entretenir m'a paru plus intéressant que les autres, en ce que la grossesse ne datait que
de 6 mois, que les causes , sous l'influence desquelles le mal
s'est développé , ont paru légères et fort peu en rapport avec
son intensité, et que la gestation a continué après le rétablissement de la malade.

La grossesse ici ne paraît point avoir joué le principal rôle ; l'utérus , en effet , consulté fréquemment pendant le cours de la maladie , est resté calme au milieu des symptômes les plus violents.

Quelles ont donc été ces causes? Serait-ce pléthore? La malade est délicate , habituellement pâle. Prépondérance chez elle du système nerveux ? Rien , jusqu'à ce jour , n'avait fait penser que notre malade fût une femme nerveuse , et avant l'évènement, d'ailleurs , elle n'avait éprouvé aucune contrariété , aucune émotion. Serait-ce , et ici , je crois, nous approcherons davantage de la vérité , les douleurs épigastriques , signalées par Chaussier , ressenties depuis quelques jours par la malade ? ou bien encore , selon les vieux accoucheurs Lamotte et Moriceaux , une constipation opiniâtre qui vient compliquer , dans les circonstances où nous nous trouvons , le mauvais état des voies digestives? Vous en jugerez.

Madame K...., âgée de 23 ans , ayant fait une perte de 3 mois, en février, se trouve au commencement du 6e mois d'une deuxième grossesse, le 6 septembre , époque où elle vint se plaindre de légères douleurs à l'épigastre et au point correspondant du dos , douleurs qu'elle attribuait à un excès de fatigue et à une assiduité trop grande donnée aux soins de son commerce. Je prescrivis la cessation de tout travail , un peu d'exercice et de distraction , nourriture légère et peu abondante. Le soir , Madame K.... , craignant un accident pareil à celui du mois de février , me pria de lui faire une saignée ; elle n'avait pas mangé , je lui tirai 300 grammes de sang. Le lendemain elle paraissait entièrement rétablie et fut à la campagne , à une distance de 4 à 5 kilomètres , y fit un repas copieux de viande , ce qui était tout-à-fait contraire à mes prescriptions de la veille. Appelé de bon matin , j'apprends que les douleurs épigastriques ont reparu le soir et que la nuit a été sans sommeil ; la tête est douloureuse , les pieds ne peuvent se réchauffer , constipation depuis 3 à 4 jours. Pensant à une indigestion, je prescris des lavements et autres

moyens qui ne furent pas mis en usage parce que, presqu'aussitôt après ma visite, elle était prise, au dire des parents, d'une
violente attaque de nerfs. J'arrivai promptement ; la malade
était alors sans connaissance et dans un coma profond. Bientôt madame K.... semble sortir de son assoupissement , mais
c'est pour tourner convulsivement le cou , étendre les bras ,
se raidir ; c'est enfin pour subir un violent accès épileptiforme
sur la nature duquel il n'est pas permis de se méprendre :
c'était un accès d'éclampsie. Je pratique le toucher ; l'utérus
est haut , sans contraction, son col est insaisissable ; après
quelques instants la malade retombe dans le coma. Un premier lavement n'ayant pas procuré de selles, on en administra
un deuxième avec séné et sulfate de soude ; des sinapismes
sont appliqués aux pieds , 15 sangsues à l'épigastre ; une potion anti-spasmodique est prescrite. A onze heures (matin), un
troisième accès survient plus fort, plus intense que les autres.
Je m'adjoins le confrère Lairan ; de nouveaux sinapismes au
bas des jambes , deux larges vésicatoires aux mollets , 20 sangsues sur le trajet des jugulaires , de l'eau froide sur le front ,
un troisième lavement laxatif.

Cet accès violent dura jusqu'à 2 heures : la langue, mordue,
mâchée dans plusieurs parties , atteignit rapidement un volume énorme , prit une teinte livide et ressemblait à un mor-
ceau de chair informe que la bouche avait peine à contenir ;
le facies était hideux. Retombée dans un coma profond , madame K... resta dans cet état toute la journée ; le pouls ,
quoique peu appréciable , donnait de 120 à 130 pulsations.
Le soir , désespéré de ne point avoir de selles , je résolus de
mettre en pratique le précepte recommandé par le docteur
Robert John , de Dublin , dans des cas analogues , mais qu'il
conseille surtout dans l'hygiène des femmes grosses et comme
moyen préventif ; j'ajoutai donc 5 centigrammes de tartre
stibié à la potion calmante prescrite le matin. Peu de temps
après l'administration de deux cuillerées avalées avec beaucoup de difficulté , il survint un vomissement bilieux éner-

gique, bientôt suivi de plusieurs évacuations alvines abondantes, partie dures, partie liquides, noires, très fétides
et accompagnées de vents. Il n'en résulta cependant aucune
amélioration, et l'état comateux persista jusqu'à 10 heures du
soir ; alors, en notre présence, un nouvel accès, plus terrible
que tous les autres, se manifeste, se prolonge et semble de-
voir enfin mettre bientôt un terme à toutes ces scènes de
souffrance et d'effroi. En effet, la tête est fortement rejetée en
arrière, les yeux sont démesurément ouverts, la gorge s'em-
barrasse, la respiration est de plus en plus lente, le pouls fili-
forme. Les vésicatoires sont pansés, à une heure d'intervalle, avec de l'onguent épispastique ; l'épiderme ayant été
enlevé, la malade paraît éprouver de la douleur, s'agite un
peu et étend les bras : il était alors 3 heures. Depuis ce moment, jusqu'au jour, quelques accès moins intenses après
lesquels la malade semblait vouloir se réveiller ; nouveau
pansement des vésicatoires ; alors la douleur est vive, madame K.... se lève brusquement, se débat avec force, puis retombe plus calme. Un mieux existait, le pouls avait reparu
et donnait 100 à 105, une diaphorèse s'établissait sur tout le
corps, mais particulièrement au cou et à la face. On cesse
l'eau froide sur la tête et on donne quelques cuillerées d'une
potion composée de 5 *décigrammes* de camphre, 20 *gouttes*
de teinture de castoreum, 3 *décigrammes* de nitrate de potasse.
Deux sangsues sont appliquées aux mastoïdes avec recommandation de les remplacer par quatre autres, après leur
chute. A midi, la malade avait repris presque toute sa connaissance, mais ne pouvait encore ni voir ni distinguer les
objets et ne se rappelait rien. Le soir, le mieux était plus
prononcé, la malade était hors de danger, la langue et les
jambes occasionnaient seules de la douleur.

Aujourd'hui, trois semaines après la maladie, madame
K...., enceinte de 6 mois, se porte parfaitement et sent très
distinctement son enfant dont les mouvements se sont réveil-
lés au troisième jour de la convalescence.

Maintenant, si à ce fait nous joignons les cinq autres dont j'ai parlé plus haut, qui tous lui ressemblent par le traitement, la durée et l'intensité des accidents, et n'en diffèrent que par la cause, qui était le travail de l'accouchement lui-même, ne serons-nous pas portés à conclure : que l'éclampsie puerpérale est une affection profonde, sérieuse, effrayante et par la multiplicité et par la violence de ses symptômes ; mais que, cependant, la plupart des auteurs en ont exagéré la mortalité ?

1° *Issue prématurée du placenta.* — 2° *Broiement de la masse cérébrale pendant l'accouchement ; persistance de la vie après la naissance, par M. le docteur L'Helgoualc'h, de Landivisiau.*

M. L'Helgoualc'h présente à la société médicale deux observations intéressantes relatives à l'obstétrique :

La première est celle d'une femme qui, au commencement du 9e mois, fut prise d'une hémorragie utérine qui dura huit jours, la jeta dans un état très prononcé de faiblesse et d'inquiétude. Au bout de ce temps, des douleurs et un commencement de dilatation du col annoncèrent le travail de l'accouchement, qu'il devenait urgent de solliciter en raison des circonstances. Le seigle ergoté augmenta les contractions, et, peu d'heures après, on put déchirer la poche amniotique ; aussitôt le cordon ombilical s'échappa, et l'accoucheur trouva dans le vagin une partie du placenta décollé, et l'une des extrémités pelviennes.

L'indication de terminer promptement étant précise, il s'empressa de saisir les pieds : mais à l'instant où il en attirait un, une nouvelle douleur expulsa tout d'un coup et en bloc tout le placenta, et, en se prolongeant avec énergie, elle fit naître l'enfant sans le dégagement préalable des bras.

L'hémorragie utérine déterminée par l'insertion du placenta sur le col, la sortie prématurée du cordon ombilical, et l'expulsion complète du placenta, décollé avant la naissance de l'enfant que l'accoucheur a pu rappeler à la vie, quoiqu'il soit né faible et au terme de huit mois, rendent cette observation très intéressante.

Ce succès inespéré pour le praticien est dû sans doute à ce que la mère était à sa troisième grossesse, que son bassin avait des diamètres bien proportionnés, que l'enfant avait un petit volume, et que l'administration du seigle ergoté a réveillé de suffisantes douleurs.

La seconde observation est celle d'une femme primipare fatiguée par des douleurs d'accouchement depuis plusieurs jours, et tellement affaiblie qu'elle était dans un état syncopal continuel. L'application du forceps ayant été faite plusieurs fois infructueusement, et l'état de la femme devenant très alarmant, l'accoucheur se décida à vider la tête et à l'extraire à l'aide des crochets; cette opération dura au moins vingt minutes; la femme éprouva une hémorragie consécutive, mais s'est parfaitement rétablie.

Le point remarquable de cette observation est la prolongation de la vie de l'enfant dont toute la masse cérébrale avait été retirée : il poussa quelques cris, faibles à la vérité, mais qui furent entendus des assistants; il y eut des mouvements des membres, le thorax se souleva, et l'on sentit clairement les battements du cœur; l'auscultation même détruisit toute idée d'illusion. Enfin on eut le temps de porter l'enfant à un prêtre qui le baptisa dans une maison séparée par une cour de celle où était l'accouchée. Au retour, l'enfant s'éteignit.

Plusieurs observations, recueillies et publiées par divers journaux de médecine ou sociétés académiques, prouvent que ce cas, quoique fort rare, se présente quelquefois, et M. le docteur Mollet a été témoin d'un fait identique, il y a peu d'années.

Anomalies.

M. Maher présente à la société : 1º une anomalie de la crosse de l'aorte : la carotide gauche naît avec la carotide et la sous-clavière droites du tronc brachio-céphalique ; 2º une main n'ayant que trois doigts et trois métacarpiens, ce qui entraîne une modification dans les os du carpe ; à la première rangée, le semi-lunaire manque; la deuxième n'est composée que du trapèze et du grand os. Il est à regretter que le squelette seul de cette main ait pu être examiné ; il eût été intéressant de constater la disposition du système musculaire.

Transformation remarquable des nerfs de la vie organique et de la vie animale, observée sur le cadavre d'un homme mort de fièvre typhoïde ; observation recueillie à l'hôpital de la marine, à Brest, par MM. Maher, professeur d'anatomie et de physiologie, et Ed. Payen, chirurgien-major de la marine, chef des travaux anatomiques.

Le 19 septembre 1845, le nommé *Bullet*, forçat nº 23574, âgé de 26 ans, mort dans la salle des fiévreux du bagne, à la suite d'une fièvre typhoïde, fut apporté à l'amphithéâtre de l'hôpital de la marine. En disséquant une région musculaire du bras sur ce cadavre, un étudiant en médecine mit à découvert les nerfs émanés du plexus brachial, et fut frappé de leur aspect et de leur volume. Il s'empressa de signaler ce fait à l'attention de M. Ed. Payen, chef des travaux anatomiques, qui, en palpant la périphérie du corps, reconnut qu'une altération identique devait exister partout. Il sentit, en effet, à travers la peau, des renflements en chapelet sur le trajet des nerfs intercostaux et des nerfs principaux des extrémités pelviennes et thoraciques. Il disséqua alors le nerf sciatique droit, qu'il trouva lésé de la même manière que les nerfs du bras. Poursuivant ses recherches, il ouvrit la poitrine et l'abdomen, et les désordres apparurent au premier abord sur le grand sympathique, le pneumo-gastrique et le diaphragmatique. Tout le système nerveux fut enfin mis à découvert, étudié sur place dans ses rapports naturels, puis détaché en entier d'une seule pièce. Nous le conservons au musée d'anatomie de notre hôpital.

Cette transformation générale du système nerveux nous paraît si remarquable que nous croyons nécessaire de n'omettre aucun des détails qui s'y rapportent, d'autant mieux que nous ne connaissons encore que deux observations d'un cas semblable; elles appartiennent à M. Serres qui les a communiquées à l'académie des sciences le 3 avril 1843; elles ont été publiées dans le tome 16 du compte-rendu des séances de cette illustre société, page 643.

Les dessins ci-joints, dus au crayon de M. Payen, sont, pour les proportions, l'aspect extérieur, l'organisation intime du système nerveux, la représentation fidèle de la nature. Ils pourront être consultés avec avantage pour l'intelligence de certains détails anatomiques.

OBSERVATION.

En présence d'une altération aussi profonde du système nerveux de la vie animale et de la vie organique, nous avons dû chercher à réunir tous les documents possibles sur les circonstances qui ont précédé l'invasion de la maladie à laquelle Bullet a succombé. Nous nous sommes trouvés, à cet égard, placés dans des conditions favorables, le bagne renfermant trois compatriotes de Bullet, qui ont passé plusieurs mois avec lui, en prison, avant sa condamnation., qui ont été transférés au bagne dans la même voiture cellulaire, qui l'ont constamment accompagné, depuis, dans les travaux de l'arsenal; l'un d'eux même n'en a jamais été séparé; la même chaîne les rivait l'un à l'autre, le jour et la nuit.

Il résulte des déclarations de ces trois condamnés (*Champion*, n° 23575 — *Dufresne*, n° 23572 — *Seber*, n° 23573) que : Bullet fut arrêté et emprisonné à Bernay (Eure), dans le mois d'août 1844, en même temps que Seber, son complice; ils étaient accusés tous les deux du même crime de fabrication et émission de fausse monnaie. Champion subissait déjà une captivité préventive dans la même prison. Au mois de février 1845, Bullet et son coaccusé furent transférés à Évreux, en même temps que Champion, et, dans cette dernière ville, ils trouvèrent en prison Dufresne qui, plus tard, les suivit jusqu'au bagne. Tous les quatre furent condamnés aux travaux forcés à temps. Les déclarations des trois qui survivent s'accordent sur tous les points. Seber connaissait Bullet depuis quatre ou cinq ans, et il affirme qu'il était d'une constitution très robuste et d'un caractère fort gai; il était tailleur de pierre. Depuis son arrestation, jusqu'au 7 mars 1845, jour de sa condamnation, Bullet conserva toute sa gaîté, son énergie et sa santé vigoureuse. Dès que son sort fut fixé, ses idées devinrent sombres et tristes; il ne profita plus avec le même empressement de la permission de se promener dans le préau; son appétit, qui exigeait auparavant un supplément de ration, tomba peu à peu, et il fut pris d'une diarrhée qui dura une quinzaine de jours; dès cette époque, il avait des lassitudes dans les membres, de la raideur dans les jarrets, et avait de la peine à monter sur son lit de camp. Toutefois, à son arrivée au bagne, qui eut lieu le 7 juin

1845, ces troubles avaient disparu. Mais là une épreuve morale l'attendait; il rencontra, aux fers comme lui, un oncle dont il n'avait jamais soupçonné la culpabilité ; ce fut le point de départ d'un surcroît de chagrins ; depuis cette époque, sa constitution parut s'altérer ; il ne pouvait plus subir les rudes travaux du port, et, quand il lui fallait soutenir sur les épaules une charge pesante, un madrier, par exemple, ses compagnons de fatigue l'exemptaient de sa part de corvée ; à sa rentrée au bagne, le soir, quoiqu'il n'eût fait aucun travail de force et qu'il se fût borné à rester plusieurs heures debout, il était brisé et obligé de s'étendre sur le lit de camp ; une grande apathie, une aversion prononcée pour le mouvement avaient succédé à ses habitudes passées d'activité et de promenade ; et cependant il ne se plaignait que d'un sentiment général de lassitude, et conservait intactes l'intégrité et la régularité de ses mouvements ; il ne s'est jamais plaint non plus d'une absence ou d'une diminution de la sensibilité.

Le 30 juin, Bullet se sentant plus fatigué que d'habitude, obtint d'entrer à l'hôpital pour s'y reposer quelques jours; le 3 juillet il était bien et fut renvoyé à son poste ; la feuille de clinique de la salle des fiévreux porte seulement *indisposition*. Le 7 août, une nouvelle diarrhée se manifesta ; sous son influence, il maigrit considérablement, cessa de manger, au point qu'il vendait plus des trois quarts de sa ration ; son esprit devint de plus en plus morose. Le 22 août, il demanda à être visité par le chirurgien-major du bagne, qui s'empressa de le diriger sur l'hôpital, où il fut couché au lit n° 53 de la salle 2.

Il fut facile de constater une fièvre typhoïde grave; aucune médication n'en put entraver la marche; la mort survint le 19 septembre, au 27e jour de l'entrée à l'hôpital, et probablement au 42e de l'invasion. *Pendant cette longue maladie, il ne fut constaté aucun symptôme, expression de la souffrance du système nerveux.*

Habitude extérieure. — Taille 1ᵐ 770 ᵐₗᵐ ; maigreur extrême ; incurvation très grande des os de la jambe, surtout
de la gauche, dans le genre de celle qu'entraîne le rachitisme.
Thorax. — Adhérences anciennes de la partie antérieure
des plèvres costale et pulmonaire du côté droit; poumons très
sains ; péricarde plein de sérosité citrine et transparente
(1ₗ2 litre); cœur, volume normal, tissu sain ; sérosité coa-
gulée sous le feuillet séreux viscéral du cœur.
Abdomen. — Péritonite générale, aiguë, avec adhérences
récentes d'une partie de l'épiploon aux parois de l'abdomen ; sérosité trouble (2 litres environ) dans la séreuse péri-
tonéale ; arborisations de la membrane muqueuse de l'intestin grêle à sa partie supérieure ; perforation, de la grandeur
d'une pièce de cinq francs, à la fin de l'iléon ; quatre autres
perforations plus petites dans le voisinage de la première.
Toutes ces perforations siégent au milieu de plaques de Peyer
hypertrophiées et ulcérées dans plusieurs points, mais aux
dépens de la membrane muqueuse seulement. Matières ster-
corales liquides, épanchées dans le péritoine et mêlées à la
sérosité. Les ganglions mésentériques sont partout augmen-
tés de volume et visiblement altérés.
Quelques traces de phlegmasie dans le colon.
Vessie saine et pleine d'urine.
Foie sain, si ce n'est un peu de ramollissement partiel; vé-
sicule du fiel pleine de bile noire et très épaisse.
Reins à l'état normal.
Système nerveux. — Son examen rappelle avec la plus ri-
goureuse exactitude les détails de l'autopsie racontée par M.
Serres.
Tous les nerfs altérés (et nous en ferons l'énumération tout-
à l'heure) présentent un accroissement considérable de volu-
me qui peut être rapporté à deux formes différentes : ou les
nerfs offrent, d'intervalle en intervalle, des renflements isolés,

très forts, qui leur donnent l'aspect d'un chapelet : tels sont
le grand sympathique et quelques nerfs de la vie de relation,
surtout à une petite distance de leur origine ; ou bien ces
renflements sont agglomérés, comme emboîtés les uns dans
les autres, envahissent la totalité du nerf et font, de celui-ci,
un énorme cordon à surface inégale, bosselée et anfractueuse,
dans le genre des circonvolutions cérébrales : c'est ce qu'on
remarque aux nerfs sciatique, crural, pneumo-gastrique,
etc.

Dans le grand sympathique, les nerfs intermédiaires à ces
renflements semblent à peu près sains ; tandis que, dans les
nerfs rachidiens, ils sont eux-mêmes hypertrophiés et parti-
cipent à la lésion générale.

Après ce coup d'œil sur la totalité du système nerveux, il
est indispensable de particulariser :

1° *Grand sympathique.* — Les cordons de communication
des ganglions cervicaux, entre eux, n'ont que des renflements
peu considérables et en petit nombre ; il en existe deux à
gauche et trois à droite, sur le trajet des cordons thoraciques;
ceux de l'abdomen sont beaucoup plus développés et nombreux. Les ganglions eux-mêmes subissent l'altération générale : les cervicaux, au nombre normal de trois, sont très
volumineux; les dorsaux un peu moins, proportionnellement
à leurs dimensions naturelles ; les ganglions semi-lunaires
sont énormes et dégénérés comme les précédents ; l'affection
est à un égal degré des deux côtés. Tous les plexus émanés
du trisplanchnique sont le siége du même mal, à sa plus haute
expression. Les plexus cardiaque, hépatique, splénique, gas-
trique, rénal, spermatique, mésentérique, et ceux de la ca-
vité pelvienne ont des renflements parfaitement isolés les uns
des autres, développés surtout sur un seul point de la circonférence, alternativement d'un côté et de l'autre ; mais les
points intermédiaires sont eux-mêmes considérablement
grossis.

2º *Axe cérébro-spinal.*

A. *Cerveau* parfaitement sain ; peut-être un peu d'injection à la pie-mère.

B. *Nerfs des sensations spéciales.* Olfactif, optique, auditif sains. Un léger renflement de l'optique à son entrée dans la sclérotique.

C. *Nerfs de sensibilité générale.*

Trijumeau. La portion ganglionnaire saine; nerf sain dans tout son trajet intrà-crânien.

Branche ophtalmique. Le rameau frontal est le seul malade, et il ne l'est qu'après sa sortie de l'orbite. Le ganglion ophtalmique a deux renflements.

Maxillaire supérieure saine ; altération du ganglion sphéno-palatin.

Maxillaire inférieure saine. Les ganglions otique et sous-maxillaire altérés.

La portion non ganglionnaire malade comme les nerfs moteurs.

Glosso-pharyngien sain à l'origine ; ses branches malades offrant de nombreux et volumineux renflements, surtout près de la langue.

Pneumo-gastrique sain à l'origine, hypertrophié et renflé le long du cou et dans la poitrine ; a, dans la région cervicale, 5 centimètres de circonférence ; toutes ses branches malades ; le nerf laryngé supérieur est malade lui-même, mais sans offrir de renflements partiels. Le *spinal* malade aussi, à un degré moins prononcé.

D. *Nerfs moteurs crâniens.*

Moteur oculaire commun sain à l'origine, malade dans toutes ses branches, à partir du sinus caverneux.

Pathétique sain partout.

Moteur externe sain à l'origine, malade dans ses branches; trois ou quatre renflements dans le fond de l'orbite.

Facial sain à son origine, très malade dès sa

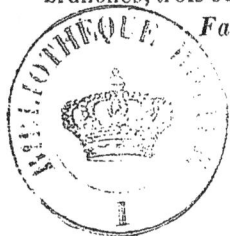

3

sortie de l'aqueduc de fallope. Renflements très marqués à la
sortie du trou stylo-mastoïdien.

Le facial et les trois nerfs qui sortent par le trou déchiré
postérieur, font à la base du crâne un énorme plexus com-
posé de renflements agminés, qui se continuent jusque sur
les côtés du cou.

Grand hypoglosse malade seulement à l'endroit
où il se coude pour aller à la langue ; sain dans cet organe.

E. *Moelle épinière* parfaitement saine, comme l'encéphale.

F. *Nerfs rachidiens.* Les racines antérieures et postérieures n'offrent point de renflements ; elles ont cependant un
volume insolite. Mais aussitôt qu'elles se sont réunies, l'altération devient manifeste, et les renflements prennent bientôt un
énorme volume. Toutes les paires spinales présentent les
preuves les plus manifestes de l'affection générale.

I. *Paires formant le plexus cervical.* Circonférence, 0^m042 pour les plus gros nerfs ; en moyenne, 0^m034 à
0^m038. Malades dans toute leur étendue.

II. *Paires formant le plexus brachial.* La masse
totale a 0^m10 de circonférence ; le nerf médian offre 0^m041 au
milieu du bras ; proportions identiques pour les autres nerfs.
Les renflements sont nombreux et considérables. L'altération
s'arrête au poignet ; les nerfs de la main ont leur volume et
leur aspect normaux.

III. *Nerfs intercostaux.* Grosseur moyenne, 0^m02 ;
représentent dans tout leur trajet des cordons noueux avec
dilatation et rétrécissement successifs ; malades dans toute
leur étendue.

Les gouttières des côtes dans lesquelles ils sont logés sont
manifestement plus larges et plus profondes que chez les su-
jets ordinaires ; l'exagération des dimensions de ces nerfs fait
saillir en dedans les plans musculeux des intercostaux internes.

IV. *Les nerfs lombaires* sont surtout remarqua-
bles par leurs dimensions ; leur circonférence mesure 0^m65.

V. *Nerfs du plexus lombo-abdominal et du plexus sacré.* Même altération , poussée au plus haut point.

Nerf crural, 0ᵐ055 de circonférence.

Nerf sciatique, 0ᵐ073 au milieu de la cuisse et à la région poplitée; sciatique poplité externe , 0ᵐ042 ; l'interne , 0ᵐ023.

Les nerfs du pied sont dans l'état normal , comme ceux de la main.

Tous les filets des nerfs des membres qui vont se rendre aux muscles offrent, dans le tissu même de ces organes , des renflements semblables à ceux signalés jusqu'ici.

Il est à remarquer que ces renflements , sous forme de bosselures, sont on ne peut plus prononcés dans les plexus, tandis que les nerfs qui en émanent conservent plutôt , en apparence , la forme d'un cordon arrondi , quoique inégal. Les renflements y sont alors juxtà-posés et comme nivelés à l'extérieur par l'enveloppe névrilématique.

Qu'il nous soit permis de présenter un résumé succinct des détails d'anatomie pathologique qui précèdent :

Le nombre des renflements est tellement considérable (et nous ne parlons ici que de ceux qui sont visibles à l'extérieur) que, sur le plexus brachial, du côté gauche , l'un de nous en a compté près de deux cents ; ceux des plexus lombaire et sacré sont encore plus nombreux ; notre patience s'est arrêtée à près de mille, et l'addition était loin d'être achevée. On peut s'en faire une idée en jetant un coup-d'œil sur les dessins A et B qui représentent le plexus brachial et les deux plexus sacrés , et qui , en même temps , donneront une idée de la configuration générale.

L'altération morbide n'a pas également envahi tous les nerfs ; ceux qui président aux sensations spéciales ont conservé toute leur intégrité ; au contraire , les nerfs mixtes ou exclusivement moteurs sont atteints, à l'exception — bien singulière — du pathétique. Tous les nerfs de la vie organique sont le siége de la même lésion.

Un fait très curieux consiste dans la limite assez brusque
de la désorganisation vers les articulations radio-carpienne
et tibio-tarsienne, en sorte que les nerfs de la main et du
pied n'ont, en aucune façon, été envahis par l'affection qui
s'arrêtait, pour ainsi dire, sans transition, à la partie la plus
inférieure de l'avant-bras et de la jambe.

Il est encore important de remarquer que les renflements
n'ont jamais commencé à paraître qu'en dehors des ganglions
intervertébraux, pour les nerfs rachidiens, et, en général,
qu'après la communication des nerfs de la vie de relation
avec les filets anastomotiques du trisplanchnique ; qu'au
crâne, par exemple, tous les nerfs du bulbe rachidien sont
restés sains pendant leur trajet intrà-crânien, et n'ont montré
de vestiges du mal que lorsqu'ils se sont mis en rapport avec
les ganglions du grand sympathique. Notons, toutefois, que la
presque totalité des racines antérieures et postérieures des
nerfs spinaux, entre les origines et les ganglions intervertébraux, étaient hypertrophiées, sinon renflées inégalement,
et que les filets d'origine seuls paraissaient intacts.

Enfin, au milieu de tous ces désordres apparaissent l'encéphale et la moelle épinière avec toutes leurs conditions d'intégrité parfaite.

Il est impossible de trouver une observation plus identique que celle-ci avec les deux publiées par M. Serres; il nous
semble cependant que les désordres que nous venons d'indi-
quer sont encore plus généralisés et représentent par consé-
quent un degré plus avancé de la même maladie.

L'analyse chimique, faite au laboratoire de l'hôpital de la
marine, par M. Besnou, pharmacien de 1re classe, ne nous
a fourni aucun résultat utile.

Nous avons soumis à l'examen microscopique une tranche
très mince du nerf sciatique, des tranches minces aussi des
renflements eux-mêmes, et enfin des filaments nerveux isolés ; il nous a été impossible, malgré le grossissement considérable obtenu, de reconnaître quelque fait intéressant ;

nous avons seulement saisi des nuances de couleur blanche
variables par places, et quelques surfaces d'inégales gran-
deurs parfaitement distinctes les unes des autres L'hypertrophie des cordons nerveux tenait lieu, au reste, du meilleur
miscroscope, et une dissection attentive, après une macéra-
tion des pièces, pendant quelques heures, dans l'eau acidulée
avec un centième d'acide azotique, nous a fourni les résultats suivants, distinctement visibles à l'œil nu :

1° Un tronçon du nerf sciatique, long de 45 millimètres,
ayant macéré 48 heures, l'action de l'acide nitrique a fait con-
tracter le névrilème et rendu saillantes les extrémités des renflements ; nous en avons compté 29 à un bout, 40 à l'autre.

2° En fendant le névrilème général (*dessin* C) et introdui-
sant le doigt dans le milieu du cordon, de manière à en éta-
ler la moitié, nous avons compté douze renflements d'inégales grosseurs ; leur forme est olivaire ; à chacune de leurs
extrémités on remarque des cordons nerveux assez déliés,
c'est-à-dire, péu altérés, qui établissent la continuité entre
ces divers renflements. Les communications n'existent pas
seulement d'un renflement à un autre renflement ; le plus
souvent l'extrémité de l'un d'eux reçoit ou émet deux racines
qui partent de deux renflements ou qui y aboutissent. Nous
avons pu constater la réunion, par leur partie moyenne, de
deux renflements parallèles, tandis qu'ils restaient distincts
par leurs deux extrémités terminées par quatre filets nerveux
presque normaux. Sur la surface de quelques renflements
on voit distinctement des fibres nerveuses, comme contournées en spirale, s'avancer et aboutir à des renflements voisins. (*Dessin* C, 2. 2.)

3° Chacun des renflements est enveloppé dans une gaîne
névrilématique propre, composée de deux feuillets très facilement séparables : l'un, extérieur, mince, transparent, représentant une membrane de tissu cellulaire lamelleux, et
qui sert à réunir ensemble tous les renflements contenus dans
un même cordon ; l'autre, plus épais, plus dense, résistant,

devant être considéré comme le véritable névrilème. Il résulte de cette disposition que le nerf sciatique, ou tout autre,
est partagé en un assez grand nombre de cellules, renfermant
chacune un renflement qui représente les filaments nerveux
dont on ne trouve plus de vestige qu'entre les renflements
eux-mêmes. Cette double gaîne d'enveloppe peut être pour-
suivie jusque sur les nerfs intermédiaires aux renflements ;
mais l'isolement y est plus difficile à obtenir. Ces cloisons
proviennent du névrilème général et indiquent qu'à l'état
normal chaque filet nerveux doit être isolé de ses voisins.

4° Les plus gros de ces renflements, coupés en travers par
une section nette, nous ont, pour la plupart, offert une surface d'une couleur homogène, mais variant, suivant les renflements, du blanc net au blanc jaunâtre ; quelques-uns présentaient au milieu ou sur les côtés de cette coloration, un
champ gris-rougeâtre, de moins de consistance, ayant l'aspect d'un épanchement gélatiniforme, et qui rappelait, mais
de loin, la texture apparente des ganglions du grand sympathique. Il nous a été impossible de voir se détacher du sein de
ces coupes un filet nerveux distinct. Le tissu de ces renflements est résistant, élastique et crie quelquefois sous le
scalpel, surtout à la partie centrale qu'on peut considérer
comme en étant le noyau.

Les filets nerveux de communication ne paraissent pas
tout-à-fait sains ; ils sont plus jaunes et plus gros qu'à l'état
normal ; et dans le court trajet qu'ils parcourent d'un renflement à l'autre, ils manifestent souvent une tendance mar-
quée à se renfler eux-mêmes.

Ces observations nous portent à penser que c'est dans l'in-
timité même de la fibre nerveuse que commence la maladie,
et que l'hypertrophie, qui envahit un seul ou plusieurs filets à
la fois, procède de l'intérieur à l'extérieur. On pourrait cependant regarder comme vraisemblable aussi une opinion
opposée, qui consisterait à assimiler chaque névrilème partiel au périoste, et à admettre que ce névrilème secrète un

produit morbide qui s'interpose entre sa face interne et le filet nerveux, et finit par absorber celui-ci à son profit, c'est-à-dire, par l'atrophier, par le faire disparaître dans ce tissu de nouvelle formation, pour ne le laisser redevenir visible que là où s'arrête le renflement insolite.

C'est ici le lieu de déclarer aussi que nous pensons que la maladie a dû débuter par le système nerveux de la vie organique et qu'elle n'a atteint que secondairement celui de la vie animale. Cette opinion est basée sur l'intégrité absolue des centres nerveux, des nerfs des sensations spéciales, sur l'état presque naturel des origines des nerfs altérés, sur l'état normal des nerfs des mains et des pieds — les parties les plus éloignées du centre — et enfin sur l'altération profonde et tout-à-fait générale du grand sympathique.

En présence de ces faits et des réflexions qu'ils nous ont suggérées, nous ne pouvons admettre que ces renflements si nombreux, observés sur les nerfs, doivent être considérés comme des ganglions comparables à ceux de la vie organique; tout au plus pourrait-on les appeler gangliformes, mais à la condition de se rappeler qu'ils n'en offrent nullement la texture. Quelle est donc leur nature ? Nous l'ignorons. Il paraît toutefois qu'ils peuvent encore jouer le rôle de conducteurs de l'influx nerveux centripète et centrifuge, puisque Bullet a conservé jusqu'à sa mort sa sensibilité et sa motilité volontaire.

Le mode de lésion du système nerveux n'est pas le seul point d'analogie qui lie étroitement cette observation aux deux qui appartiennent à M. Serres : nous retrouvons encore ici un rapport dans l'âge du malade, et dans le genre de l'affection aiguë qui l'a enlevé ; les trois cas observés ont trait à des jeunes gens morts de fièvre typhoïde. Nous ne pouvons cependant admettre qu'il y ait solidarité entre ces deux ordres de faits : l'altération pathologique de l'arbre nerveux a eu certainement, chez Bullet, toute l'initiative ; la diarrhée, il est vrai, s'est montrée pendant quinze jours, à

Évreux ; mais elle avait complétement cessé depuis la fin de
mars , et n'a reparu que le 7 août , tandis que les lassitudes
générales , le changement de caractère et l'apathie , déclarés
dès la condamnation, ont persisté jusqu'à la mort. D'ailleurs,
la largeur de la gouttière creusée à la face interne des côtes
indique un travail commencé depuis longtemps. S'il y avait
une liaison aussi intime entre cette altération des nerfs et la
fièvre typhoïde, qui est l'objet de recherches si multipliées de
nos jours, on aurait certainement de plus nombreux exemples
de cette complication, car elle est de nature à ne pas échapper
à l'observateur le moins attentif. Nous comprenons toutefois
qu'une altération du système nerveux , une fois portée aussi
loin , entraîne nécessairement des troubles graves dans l'in-
nervation, et particulièrement dans les fonctions de la vie organique , surtout si , comme nous sommes portés à le croire,
le trisplanchnique est le point de départ du mal, et nous ad-
mettons que le sujet qui en est atteint doit devenir beaucoup
plus facilement accessible qu'un homme sain aux causes encore inconnues qui engendrent la fièvre typhoïde.

L'étiologie de cette affection des nerfs nous paraît bien
obscure. Le chagrin, le découragement de Bullet peuvent
seuls être accusés ; mais les passions tristes , longtemps pro-
longées, sont si communes aujourd'hui qu'on est en droit de
se demander pourquoi l'effet serait si rare , quand la cause
est si souvent présente.

Au point de vue médical , cette observation est de peu
d'intérêt ; le diagnostic en doit être difficile et la thérapeuti-
que impossible.

Quant aux inductions physiologiques à tirer de ce fait, elles
nous paraissent tellement hypothétiques, dans l'état actuel de
la science , que nous n'osons en formuler aucune. Comment
expliquer, en effet, l'altération du seul rameau frontal, quand
tout le reste de l'opthalmique est sain ? Et l'intégrité du pathétique, lorsque tous ses analogues sont malades ? Ces deux
exceptions, qui se contrarient mutuellement , ne suffisent-

elles pas pour nous empêcher de puiser, dans les groupes artificiels des nerfs sains ou malades, des arguments en faveur de telle ou telle théorie ?

Quoi qu'il en soit, nous avons espéré faire une chose utile en présentant une observation qui a du moins le mérite de la vérité et qui sera peut-être interprétée par d'autres mieux que par nous.

———

Paralysie du nerf facial par cause externe. Perte de mouvement de tous les muscles sous-cutanés de la face du côté malade. — Sensibilité intacte. — Observation lue à la Société médicale de Brest, par M. Maher, chirurgien-professeur de la marine.

La physiologie du système nerveux a fait, dans ces dernières années, d'immenses progrès ; et, par exemple, l'un de ses problèmes, le plus curieux et le plus fécond en résultats pratiques, a reçu aujourd'hui sa solution définitive : c'est la distinction des nerfs en deux ordres, les nerfs du sentiment et ceux du mouvement. Cette diversité d'action, si manifeste quand on considère les deux ordres de racines des nerfs spinaux, devient moins évidente lorsqu'on veut en faire l'application aux nerfs encéphaliques. Mais l'anatomie, les expériences et les observations pathologiques, se prêtant un mutuel appui, ont, à cet égard, surmonté déjà bien des difficultés, et chaque jour les doutes se dissipent pour faire place à une vérité nouvelle. Sous ce rapport, la science doit tenir un compte rigoureux de tous les faits, quelle que soit leur valeur, favorable ou contraire.

Le nommé *Petit* (Jean), âgé de 50 ans, forçat sous le n° 20726, employé aux travaux de force de l'arsenal, portait, le 1er février 1844, sur l'épaule droite, une caliorne que soutenaient en même temps deux autres condamnés placés en arrière de lui ; l'un de ceux-ci s'étant écarté brusquement, Petit fut entraîné par le poids de la charge et renversé sur le sol ; le côté gauche de la face y fut fortement contusionné, surtout au pourtour de l'orbite, et la poulie de la caliorne, frappant sur la tempe droite, y occasionna une plaie contuse de 8 à 9 centimètres de long, dirigée d'avant en arrière et un peu de bas en haut, intéressant la peau, le tissu cellulaire et l'aponévrose du muscle temporal.

Transporté à l'hôpital (salle des blessés, no 37) immédiatement après sa chute, Petit présente un écoulement de sang par la bouche, le nez et les oreilles, en même temps que la plaie est le siége d'une hémorragie capillaire assez considérable qui exige l'application de compresses graduées. Dans la journée, on pratique une saignée du bras de 500 grammes.

Le 2 février, le sang a cessé de couler ; il n'y a aucun symptôme du côté de l'encéphale, mais on constate une extrême lenteur du pouls ; le malade se plaint uniquement d'éprouver une douleur dans le côté gauche de la face et de ne pouvoir abaisser la mâchoire inférieure. Il est mis à l'usage du petit lait tartarisé. Lavement laxatif.

Le 4 février, la lenteur du pouls se maintient, si même elle n'augmente ; état de débilité extrême. Vésicatoire à la jambe gauche. Moyens *ut suprà*.

Ce n'est que le 7 février que le pouls perd de sa lenteur ; alors nulle douleur ni à la tête ni à la face. La respiration est toujours restée facile ; l'état de la plaie est des plus satisfaisant.

Le 12 février, le malade se plaint de fourmillements dans toute la moitié inférieure du corps ; mais cette sensation n'a été que passagère, car il n'en est plus fait mention dans les notes cliniques du 13 et des jours suivants.

Enfin, le 28 février, on observe que la commissure labiale est tirée à gauche, que le muscle palpébral droit est para-

lysé et qu'il existe une résolution de tous les muscles sous-
cutanés de la face du côté droit. Application d'un vésicatoire
à la nuque.

L'examen attentif du malade fournit les symptômes suivants:

1° Le muscle palpébral droit est entièrement paralysé.
Lorsqu'on commande au malade de fermer les deux yeux, le
gauche obéit, mais l'écartement des deux paupières persiste
à droite ; seulement, par suite de l'harmonie d'action des
deux globes oculaires, celui du côté malade cède à ses muscles propres qui, par un mouvement de rotation, font disparaître la cornée transparente sous la paupière supérieure.
Celle-ci, mue par son élévateur spécial, conserve sa mobi-
lité. Il résulte de là que la surface antérieure de l'œil n'est
jamais abritée par son voile membraneux, qu'elle reste expo-
sée au hâle atmosphérique et que les larmes ne sont plus
suffisamment étendues au-devant de l'organe oculaire, toutes conditions défavorables qui augmentent l'irritabilité de la
partie et entravent ses fonctions. Aussi la conjonctive s'in-
jecte, une lumière vive est douloureuse, la vision devient im-
parfaite, et le rebord de la paupière inférieure manifeste une
tendance à se renverser en dehors.

2° Tous les muscles sous-cutanés de la face, à droite, sont
également paralysés. La perte du mouvement est surtout manifeste pour le buccinateur et la moitié du labial. Ainsi l'action
de siffler est impossible, le malade ne pouvant remplir exacte-
ment sa bouche d'air, parce que celui-ci s'échappe par l'ouverture que laisse toujours libre, à droite, le défaut d'action
du labial; le buccinateur ne se distend qu'en partie et retombe
peu après d'une manière tout-à-fait passive ; durant les repas,
les aliments et la salive sortent par le côté paralysé, ce qui
oblige le malade à incliner la tête en sens opposé, pendant
qu'il mange ; ou bien, les aliments s'accumulent entre la
joue et l'arcade dentaire, et le buccinateur n'agissant plus
pour les ramener entre les deux mâchoires, le malade est
forcé de les aller chercher avec le doigt.

3° Le constricteur de l'aile droite du nez a conservé en partie son action, du moins, dans l'acte de flairer ; la narine correspondante se rétrécit encore un peu, mais moins cependant que la gauche ; aussi l'impression produite par les molécules odorantes du tabac, du camphre, de l'ammoniaque est-elle moins facilement appréciée du côté malade que du côté sain ; l'olfaction a donc aussi perdu quelque chose de sa puissance.

Le voile du palais a conservé toute sa contractilité; la luette n'est nullement déviée à gauche.

4° Quant à l'audition, elle n'a éprouvé du côté droit aucune altération sensible : le bruit d'une montre est entendu par l'une et l'autre oreille à une égale distance.

5° Enfin le côté de la face et du front, qui est aujourd'hui privé de mouvement, n'a jamais cessé de jouir de toute sa sensibilité.

Tel est l'état actuel du malade. Ajoutons que le 23 mars un cautère a été établi au bras droit ; que le 8 avril un vésicatoire a été placé au-devant de l'oreille droite, et qu'une légère amélioration se fait sentir aujourd'hui.

Deux questions se présentent maintenant : 1° quel est le nerf lésé ? 2° à quel point de son trajet correspond la lésion ?

1° De toute évidence, c'est le nerf facial qui est lésé ; lui seul, en effet, se rend à tous les muscles que nous trouvons paralysés.

2° Mais où commence la lésion ? Si nous remontons à la cause qui a déterminé la chute de Petit ; si nous nous rappelons la sortie du sang par les orifices du nez, de la bouche et des oreilles, qui a été constatée dès le moment de l'accident ; si nous tenons compte de la lenteur du pouls, à dater du 2 février, et de cette sensation de fourmillements, survenue le 12 dans toute la moitié inférieure du corps; si enfin, comme dénouement de cette série de symptômes, nous voyons apparaître à la fin une paralysie de tous les muscles animés par le nerf facial, nous serons bien près de conclure que la lésion siége à l'origine même du nerf. Mais des motifs sérieux doivent faire suspendre ce jugement. En effet, le facial et l'acoustique sont si voisins à leur naissance, qu'on a de la peine à comprendre qu'un effet de commotion porte exclusivement sur l'un et respecte l'autre, ce qu'il faudrait cependant admettre puisque l'ouïe est dans son état normal. Le nerf aurait-il été ébranlé seulement à son passage dans l'aqueduc de fallope ? Mais les filets qui du facial se rendent directement au muscle de l'étrier et qui aboutissent, par l'intermédiaire des ganglions otique et sphéno-palatin, soit au muscle du marteau, soit au voile du palais, ces filets, dis-je, sont sains, puisque l'audition est complète et que la luette est droite ; donc, c'est encore au-delà de l'aqueduc de fallope que le nerf facial a ressenti les résultats fâcheux de la cause vulnérante. Peut-être enfin serait-on tenté de rapporter l'origine de la paralysie à la section directe des filets temporaux et fronto-orbitaires, à l'endroit même de la plaie contuse ? Mais on expliquerait difficilement alors l'extension du mal d'abord au tronc, et de là à toutes les ramifications du nerf facial. Je suis donc porté à croire que le tronc du facial aura été violemment comprimé, dans son passage à travers la parotide, par la pression causée par le poids de la caliorne, le sol fournissant à la tête un point d'appui efficace ; et ce qui ajoute encore aux probabilités de cette supposition, c'est l'analogie qu'elle présente avec plusieurs observations publiées par M. Landouzy, qui a vu la paralysie de la face, chez les enfants nouveau-nés, reconnaître souvent pour cause la contusion du nerf facial produite par l'application du forceps.

S'il en est ainsi, et si la contusion directe n'a pas amené une désorganisation du nerf facial, il y a beaucoup de chances pour le rétablissement progressif de la myotilité ; une excitation galvanique, l'électro-punoture seraient peut-être de nature à en hâter la guérison.

Quoi qu'il en soit, il ressort clairement de cette observation que le nerf facial est un nerf exclusivement moteur et qu'il faut chercher ailleurs qu'en lui (dans le trijumeau) les éléments de la sensibilité tactile de la face. Ce fait est donc un nouvel argument ajouté à ceux déjà nombreux publiés par les auteurs modernes pour la séparation des nerfs en plusieurs ordres distincts, au point de vue des propriétés. Et quoique l'examen direct nous manque ici, nous avons pensé que les symptômes s'enchaînaient assez logiquement avec les indications anatomiques pour que la conclusion pût se passer de ce complément de démonstration. (1)

Imperforation de l'anus chez un enfant du sexe masculin. — Le rectum s'ouvrant dans la vessie et la verge adhérant au scrotum ; opération faite 29 heures après la naissance, par M. le docteur Potel, chirurgien-major de la marine, en retraite.

L'enfant qui fait le sujet de cette observation est né le 14 juillet 1844, à 6 heures du matin. La mère, femme Le Gall, âgée de 29 ans, a eu sept enfants bien conformés. L'accouchement n'a rien offert de particulier, si ce n'est que l'enfant est venu par les fesses. M. le docteur Guézennec, qui assistait cette femme, reconnut immédiatement un vice de conformation des parties génitales, et, par suite, l'imperforation de l'anus.

Il recommanda de conserver les linges de l'enfant, afin de

---

(1) Aujourd'hui 5 avril 1846, Petit est presque complètement guéri ; il reste à peine une légère déviation de la commissure des lèvres du côté gauche ; les fonctions visuelles, la mastication, l'expuition, l'action de siffler sont complètement rétablies.

bien juger la nature des évacuations qui pourraient avoir lieu par le canal de l'urètre.

A 6 heures du soir, nous le vîmes ensemble. Deux linges mouillés par les urines présentaient au centre une petite tache d'un vert foncé ; en pressant l'extrémité de la verge, on en faisait sortir du méconium. Plus de doute, il existait une communication entre le rectum et les voies urinaires.

Voici ce que nous présenta l'examen des parties : pas d'anus ; le raphé n'était point marqué, une simple dépression existait au point que devait occuper l'ouverture anale ; la verge, recourbée en bas et en arrière, était adhérente dans toute son étendue avec le scrotum qui se trouvait ainsi relevé en avant, formant du côté gauche une sorte de poche cutanée, située au niveau du pubis et dans laquelle se trouvait le testicule ; le gland était à peu près libre d'adhérence, saillant, en partie découvert ; le méat urinaire large, ses lèvres épaisses et renversées en dehors.

L'enfant était vigoureux, le cri fort, le ventre en bon état ; il tétait bien. Rien ne pressait; nous nous décidâmes à attendre jusqu'au lendemain.

Le 15 juillet, à 10 heures et demie du matin, nous examinâmes de nouveau l'enfant ; le méconium sortait en petite quantité par la verge ; les linges de la nuit en étaient tachés. Son état était déjà changé : le ventre était ballonné ; une saillie prononcée existait à l'hypogastre ; la verge était infiltrée ; la voix couverte, enrouée ; la face exprimait la souffrance ; l'opération ne pouvait être différée.

Après nous être entretenus de la position de cet enfant et recherché ce qu'il y avait de mieux à faire dans son intérêt, nous nous arrêtâmes à tenter le rétablissement du cours des matières par les voies naturelles. C'était le parti le plus sage et le plus rationnel : en effet, la non réussite n'avait aucun inconvénient et permettait toujours de recourir à l'opération de Littre, ou à celle de Callisen, conseillée et pratiquée avec succès par M. Amussat. Nous pensâmes que la communication de

l'intestin avec la vessie , se faisant probablement par une ouverture étroite (*M. Amussat en cite un exemple*), le rectum
devait être distendu par le méconium et conséquemment plus
facile à atteindre ; d'un autre côté, cette communication donnait la certitude que l'intestin se prolongeait bas , devait se
rapprocher du plancher du bassin et être accessible aux instruments.

Opération.

L'enfant, placé sur une table élevée, recouverte d'un oreil-
ler garni , renversé sur le dos , les jambes écartées et portées
en avant, je fis une incision cruciale, prenant le centre de la
dépression qui indiquait l'endroit où devait exister l'anus ,
pour point de réunion des deux traits de bistouri dont l'étendue fut de 15 à 16 millimètres. Peu à peu , à petits traits ,
le bistouri (*légèrement convexe*) pénétra plus profondément ;
m'arrêtant de temps en temps pour explorer les parties. Les
tissus offraient peu de résistance, cédaient et remontaient devant le petit doigt introduit dans la plaie. Pour conduire l'ins-
trument tranchant, je me guidais sur les tubérosités sciatiques et le coccyx. La fluctuation et la saillie formée par
l'intestin distendu ne furent point reconnues , et cela doit
arriver le plus souvent ; aussi leur absence ne doit pas arrê-
ter l'opérateur. A deux centimètres environ, le bistouri, le dos
tourné vers le scrotum, cessa tout-à-coup de trouver de la résistance ; il fut retiré , et un corps arrondi, ressemblant à une
masse de tissu cellulaire noirâtre, se présenta à l'ouverture
extérieure ; après l'avoir enlevé, nous reconnûmes que c'était
du méconium endurci, compact ; une sonde à femme introduite pénétra à plus de cinq centimètres ; une injection est
alors poussée dans l'intestin à travers la sonde. L'enfant fait
quelques efforts de défécation et rend bientôt du méconium,

d'un vert foncé, moulé, de la grosseur du petit doigt ; sa consistance est telle qu'on peut aider à sa sortie par de douces
tractions. Pendant cette évacuation, un peu d'urine jaunâtre,
trouble, s'échappe par la verge ; le méconium rendu a une
longueur de plus de dix centimètres et conserve sa forme
moulée sur le linge. Une deuxième injection tiède est faite
sans le secours de la sonde ; un peu du liquide revient par la
verge, tout-à-fait incolore. Après la sortie du méconium l'enfant rend des gaz.

L'ouverture est assez grande pour permettre, en forçant un
peu , l'introduction du petit doigt, qui reconnaît en devant
une tumeur arrondie qui doit être formée par la vessie.

L'écoulement de sang est insignifiant.

2ᵉ Jour , 16 juillet. — Evacuations alvines abondantes. —
Physionomie bonne , respirant le calme ; la voix plus forte et
claire ; l'enfant tette bien et garde longtemps le sein ; les urines limpides ; on ne voit plus de méconium au méat urinaire ;
la tuméfaction qui existait à l'hypogastre a disparu ainsi que
l'infiltration des parties génitales — le sommeil a été bon.

Nous administrons un lavement ; un petit jet d'urine s'é-
chappe par la verge , résultat probable des efforts de défécation ou du contact de l'extrémité de la seringue. Pour nous
assurer que ce n'est point l'injection qui a passé dans la vessie , un deuxième lavement est donné et rendu entièrement
par l'anus avec du méconium.

Supposant une oblitération commencée du trajet fistuleux,
dans la crainte de détruire le travail salutaire de la nature ,
au lieu d'introduire une mèche , nous nous bornons à passer
une sonde à femme à plusieurs reprises , ce qui se fait sans
aucune difficulté ; puis, avec des ciseaux courbes sur le plat,
nous enlevons les quatre angles de peau de l'incision cruciale.

Les jours suivants, la sonde est passée tous les matins
après un lavement , et une mèche huilée introduite dans le
rectum, au-delà du rétrécissement qui se trouve à trois centi-

5

mètres , avec recommandation de ne la laisser séjourner que trois heures. — On en place une autre le soir.

8e Jour, 22 juillet. — En pressant la verge, on en fait sortir un peu de liquide jaunâtre , tachant le doigt et indiquant que la communication du rectum avec la vessie existe encore.

10e Jour , 24 juillet. — On cesse les mèches ; dilatation du conduit artificiel avec les pinces à pansement introduites fermées à une certaine profondeur , et dont les branches sont écartées dans tous les sens. Ce moyen est continué pendant six jours ; les urines sortent claires et limpides ; mais, à la fin de l'émission , elles deviennent troubles et contiennent quelques parcelles de matières fécales jaunâtres.

17e Jour , 31 juillet. — L'enfant est malade : altération des traits , un peu de refroidissement , absence de cris, ne tette pas ; le lendemain, mieux; les selles sont vertes et n'ont pas cessé d'être abondantes; le surlendemain, il est bien et tette avec avidité.

Le 11 et le 12 août, l'enfant eut quelques vomissements que j'attribuai à une bouillie que la mère lui avait donnée ces deux jours ; mais en examinant la bouche, le lendemain, j'aperçus des plaques de *muguet* au voile du palais et sur la langue ; elles s'étendirent bientôt à la face interne des joues, se réunirent de manière à ne plus laisser voir la muqueuse ; — l'enfant ne tétait qu'avec peine et à de longs intervalles. Presqu'en même temps survinrent, sur différentes parties du corps , notamment sur les poignets, plusieurs doigts, le gros orteil gauche et les genoux , des pustules d'*ecthyma*.

Le 20 août, il ne restait plus de traces du muguet; les pustules étaient à peu près guéries ; l'enfant tétait bien , mais il avait sensiblement dépéri : les selles avaient continué à être régulières; les urines étaient ordinairement claires et rendues en jet. Depuis lors l'enfant, après des alternatives de bien et de mal , s'est progressivement affaibli et a succombé le 14 septembre , deux mois après sa naissance.

AUTOPSIE.

Le docteur Guézennec et moi avons fait l'autopsie, et les pièces ont été, plus tard, déposées au musée d'anatomie de l'école de la marine.

Une incision semi-lunaire fut pratiquée aux parois abdominales, au-dessus du pubis ; la vessie, mise à découvert, était développée. Une sonde à femme fut introduite dans le rectum et un stylet droit dans la vessie par le canal de l'urètre ; les deux instruments ne se rencontrèrent pas dans la profondeur des parties.

La vessie, incisée par la partie supérieure, était dans l'état sain ; nulle ouverture n'indiquait une communication avec le rectum. Pour faciliter nos recherches, nous enlevâmes toutes les parties contenues dans le bassin, en y comprenant les deux branches horizontales du pubis, les parties génitales et la peau au-delà de l'anus ; incisant alors le rectum de haut en bas, nous arrivâmes à un petit pertuis situé à la partie antérieure de l'intestin, très près de l'ouverture anale artificielle. Cet orifice était en infundibulum, garni de plis rayonnés et ressemblant parfaitement à un *anus* de petite dimension. Un stylet put y être introduit et pénétra dans le canal de l'urètre ; derrière le gland se rencontrèrent les deux stylets, celui provenant de la vessie et celui engagé par l'ouverture naturelle de la paroi antérieure du rectum. Tous les tissus étaient sains, le rectum était large, son ouverture artificielle bien établie. Cet enfant pouvait donc vivre ; l'opération avait complètement réussi ; la partie la plus liquide des excréments pouvait seule passer par l'extrémité de l'urètre.

— Depuis l'opération, les selles n'avaient jamais été interrompues, ni gênées ; elles n'avaient lieu qu'à des intervalles assez éloignés, ce qui supposait l'action contractile des sphincters. — Nous nous étions borné, pendant le dernier mois de l'existence, à passer, tous les huit à dix jours, une sonde à femme et à dilater un peu l'ouverture extérieure.

Ce que nous avons trouvé, à l'autopsie, explique pourquoi les urines sortaient claires, ne se troublant parfois qu'à la fin de leur excrétion, et encore ne s'en apercevait-on qu'à intervalles de plusieurs jours, au point que nous crûmes pendant quelque temps à l'oblitération du conduit fistuleux. Le petit conduit qui établit une communication entre le rectum et le canal de l'urètre, derrière le gland, étant très court, explique également la courbure de la verge en bas et son adhérence au scrotum.

Chez cet enfant, la nutrition se faisant incomplètement, il était resté maigre, ne se développait pas, quoique tétant bien. La mort ne paraît pas avoir été le résultat de l'opération de l'anus artificiel; on est autorisé à l'attribuer au mauvais état des voies digestives qui s'est manifesté, au commencement du deuxième mois de l'existence, par un muguet très fort et des plaques d'ecthyma.

Cette observation me paraît très intéressante, unique peut-être dans la science. M. Amussat, dans son 3e Mémoire, 1843, sur l'anus artificiel, page 20, rapporte un fait à peu près semblable, mais l'enfant mourut 36 heures après l'opération qu'il tenta sans résultat heureux. L'autopsie fit voir que, par l'incision périnéale, il était parvenu à une très petite distance du rectum. Cet intestin était très dilaté, formant une ampoule volumineuse terminée par une extrémité conique ouverte dans la vessie entre les deux uretères, par un pertuis étroit, égal à peu près à la moitié de l'ouverture du col de la vessie.

2ᵉ OBSERVATION *d'imperforation de l'anus , communiquée à la Société médicale, le 2 août 1845 , par* M. *le docteur Potel.*

L'enfant, du sexe masculin , âgé de 65 heures , né à Kerinou , a été opéré le 7 juillet. — Les organes sexuels bien conformés , les urines sortent claires , mais après leur excrétion , il s'écoule par la verge une matière verdâtre qu'on reconnaît être du méconium ; il en existe des traces évidentes sur les linges de l'enfant. Pas d'anus ; une simple dépression à l'endroit où il aurait dû exister.

L'opération fut commencée comme dans l'observation que j'ai déjà rapportée ; mais arrivé à une certaine profondeur , craignant d'ouvrir quelque artère importante avec la lame de mon bistouri, que j'avais choisie, à dessein, large et convexe vers la pointe , je terminai avec le trois-quarts. Le méconium sortit en grande quantité ; cependant je n'augurai pas bien des suites de l'opération , parce que l'ouverture dernière , faite avec le trois-quarts, était étroite et trop élevée pour être dilatée et entretenue par les mèches. J'aurais dû persévérer avec le bistouri, malgré l'épaisseur des parties divisées , j'aurais eu une plaie plus large qui se serait maintenue ouverte facilement comme chez l'enfant de ma première observation : l'autopsie m'en a démontré la possibilité. Je pouvais encore introduire un stylet cannelé par la canule du trois-quarts et conduire sur lui, jusque dans l'intestin, un bistouri avec lequel j'aurais agrandi l'ouverture en tous sens ; je n'y ai pensé que trop tard.

Voulant opérer une dilatation, j'engageai la sonde à femme, puis des pinces à pansements dont j'écartai les branches en différents sens ; je me croyais dans l'ouverture, il n'en était rien ; j'avais passé derrière l'intestin, entre lui et le sacrum ; je facilitai, par cette manœuvre, l'épanchement du méconium dans le tissu cellulaire du bassin , favorisai sa résorption et le

développement de la péritonite qui a enlevé le petit malade
au 11ᵉ jour de l'opération, le 14ᵉ de la naissance.

Le lendemain de l'opération, le méconium coulait à peine ;
le surlendemain il ne coulait plus. Je tentai vainement de
retrouver l'ouverture interne, à l'aide d'une sonde à
femme ; je pénétrai à une grande profondeur sans donner
issue aux matières fécales ; je reconnus alors que j'avais fait
fausse route, et que l'enfant était perdu. Je proposai à la mère
l'opération de Littre à la région iliaque, qu'elle refusa; je me
gardai bien d'insister. Trois ou quatre jours après, les matières reprirent leur cours par l'anus artificiel(la veille, j'avais
laissé le malade expirant). Il vécut ainsi jusqu'au 14ᵉ jour,
s'affaiblissant de jour en jour, prenant encore le sein, allant
à la selle par les voies naturelles rétablies et succombant à une
péritonite.

L'autopsie m'a démontré que l'opération pouvait réussir ;
l'ouverture faite par le trois-quarts se voyait au milieu du
cul-de-sac formé par le rectum ; elle était petite et en partie
obstruée par une pseudo-membrane ; l'intestin était large,
contenant peu de matières fécales et adhérent en partie aux
parois du bassin, par suite de l'inflammation qui s'y était développée. A la partie antérieure de l'intestin, on remarquait
une ouverture entourée de plis rayonnés, pouvant à peine
permettre l'introduction d'un gros stylet et communiquant, à
l'aide d'un petit conduit, avec le canal de l'urètre, immédiatement au-devant de la prostate.

Les imperforations d'anus doivent être fréquentes dans le
département du Finistère, si nous en jugeons d'après les cas
nombreux que présente notre arrondissement. Dans la liste
qui se trouve dans l'ouvrage de M. Amussat, 1839, les opé-
rations pratiquées à Brest y figurent pour la moitié environ,
10 sur 21. Ayant pris des informations près des médecins de
cette ville, il m'a été signalé 18 cas qui n'ont point été publiés, et bien certainement il en existe beaucoup d'autres
qui ne sont pas venus à ma connaissance.

. MM. les docteurs :

DUVERGER. — 5 cas. — Trois enfants seulement ont subi l'opération, et parmi ceux-ci il y a eu deux succès, l'un opéré par l'anus, l'autre à la région iliaque gauche.

BEUSCHER. — 1 cas. — En 1837.

LAIRAN. — 3 cas. — *Le premier*, en janvier 1839 ,garçon ; *le deuxième*, en mars 1842, fille; *le troisième*, en juillet 1845, fille.

MOLLET. — 2 cas. — *Le premier*, observé en 1840, garçon : oblitération complète ; opération faite 24 heures après la naissance ; incision cruciale des téguments et ponction avec le trois-quarts ; sortie immédiate du méconium ; mort 18 heures après. *Le deuxième*, en 1842, fille, opérée 20 heures après la naissance : oblitération complète ; ouverture fistuleuse par le vagin ; rétablissement du cours des matières par l'anus, à la suite d'une simple incision cruciale avec le bistouri. L'enfant existe encore, mais par le défaut de soins des parents, l'ouverture artificielle s'est oblitérée un mois après.

MAHER. — 1 cas. — En mai 1844, garçon âgé de deux jours, mort 40 heures après l'opération : rétablissement du cours des matières par les voies naturelles ; anus existant ; oblitération complète quelques centimètres au-dessus ; hypospadias ; légère adhérence de la verge au scrotum.

POTEL. — 3 cas. — *Le premier,* en juillet 1844, sujet de la 1re observation. *Le deuxième*, en mars 1845, garçon, anus bien conformé ; oblitération à deux ou trois centimètres au-dessus ; opéré au neuvième jour. L'enfant n'avait pas pris le sein depuis sa naissance ; le ventre était ballonné ; le cri faible, presqu'éteint ; je me bornai à ponctionner avec le trois-quarts ; l'évacuation du méconium se fit abondamment. Il succomba 36 heures après, comme je m'y attendais. *Le troisième*, en juillet 1845, sujet de la 2e observation.

DAUVIN, chirurgien-major de la marine. — 1 cas. — Août 1845.

DEBRY. — 2 cas. — Fille opérée en juillet 1845. — Garçon en octobre 1845. Tous deux par la région anale.

Je termine en demandant ce qu'il y a de mieux à faire dans les cas d'imperforation de l'anus, c'est-à-dire, quel est le lieu que le chirurgien doit préférer pour l'opération ?

Sans chercher ici à discuter et à approfondir cette question, je me bornerai à émettre mon opinion : dans tous les cas , je tenterai le rétablissement du cours des matières par les voies naturelles , en agissant comme je l'ai indiqué à la fin de ma 2e observation ; avec de la persévérance, j'arriverai presque toujours à l'intestin , dussé-je faire courir des dangers à l'enfant. Le succès , je l'avoue , est douteux , mais le cours des matières sera rétabli , au moins pour quelques jours ; l'enfant n'aura pas été abandonné ; l'art aura tenté, pour sa conservation, une opération n'offrant à la vérité que de faibles chances de réussite , mais qui , cependant , peut amener un résultat heureux. Je n'établirai l'anus artificiel aux régions iliaque ou lombaire gauches que dans le cas , fort rare suivant moi, où l'intestin n'aura pu être atteint par les voies naturelles et d'après le consentement et même le désir des parents. Il me sera toujours pénible de faire vivre un enfant en lui laissant une infirmité dégoûtante qui plus tard lui rendra l'existence insupportable ; et s'il me fallait faire un choix entre les méthodes de Littre et de Callisen , je préférerais la première qui , si elle présente quelques dangers de plus pendant les premiers jours de l'opération *(ouverture du péritoine)*, offre du moins plus de chances d'amener l'enfant jusqu'à l'adolescence ; celle de Callisen me paraît bien préférable , convenir même exclusivement chez l'adulte , dans les cas d'obstruction du gros instestin. Du reste , cette dernière question n'est pas encore jugée, malgré les efforts de M. Amussat pour faire revivre la méthode de Callisen qu'il a heureusement modifiée sous le rapport opératoire.

OBSERVATION *de calcul rénal expulsé spontanément par l'urètre,*
par M. le docteur Beuscher.

En 1838 , Mme B...., âgée de près de 60 ans , est prise tout-
à-coup, au milieu de la nuit, de douleurs vives, pongitives,
insupportables, s'étendant de la région lombaire droite, obli-
quement en avant et en bas, jusqu'à la symphyse du pubis ;
face grippée, nausées et vomissements, pouls nerveux ; urines belles, sans sédiment ; leur expulsion, qui se fait en petite
quantité, se renouvelle sans cesse. *Sangsues, cataplasmes,*
bain, potion calmante, embrocations camphrées. Amélioration assez prompte; guérison complète au bout de trois jours.

En 1841, retour subit, au milieu de la santé la plus floris-
sante, des mêmes accidents qui cèdent aux mêmes moyens,
avec la même facilité. Cette fois encore les urines conservent
toute leur limpidité.

En 1844, enfin, deux autres crises analogues, à quinze jours
d'intervalle; mais, à cette quatrième reprise, la sensation douloureuse n'affecte la région lombaire ni ne suit le trajet de
l'uretère ; tout se passe à l'hypogastre, au voisinage de la région pubienne. Cependant les souffrances se calment encore
assez rapidement, et ce n'est qu'après trois semaines que
Mme B.... rend un calcul long de deux centimètres, d'une largeur d'un centimètre à sa partie moyenne, presque pointu
à ses deux extrémités, et représentant assez bien deux petits
cônes adossés par leurs bases.

Interrogée sur ce qu'elle a éprouvé depuis sa dernière crise,
Mme B.... répond qu'elle a ressenti un malaise général, mais
sans grandes douleurs; que le besoin d'uriner était impérieux;
que les urines, toujours naturelles, ne venaient qu'en très petite quantité ; qu'elle avait été tourmentée constamment par
des douleurs sourdes dans les membres et surtout dans les articulations des genoux ; qu'enfin une nouvelle gêne l'avait

6

beaucoup fatiguée ; c'était une pesanteur, tantôt sur le fonde-
ment, tantôt sur la matrice (ce sont les expressions de la
malade).

Ce dernier ordre de symptômes correspond évidemment à
la présence du calcul dans la vessie, après sa chute de l'u-
retère.

Son issue définitive par l'urètre n'a provoqué aucun accident sérieux.

Est-ce le même calcul qui a provoqué ces quatre séries de
douleurs dans l'espace de six ans, ou les trois séries ont-elles
déterminé chacune l'expulsion d'une pierre, passée inaper-
çue les deux premières fois ? M. Beuscher fait remarquer que
ce n'est qu'en 1844, à la troisième invasion, que les souffrances ont changé de caractère et ont dénoté la présence
d'un corps étranger dans l'intérieur du réservoir de l'urine.
Quelle que soit l'opinion que l'on adopte, cette observation
n'en est pas moins remarquable : 1° par le volume du calcul
disproportionné au calibre de l'urètre, malgré la puissance
de dilatabilité dont jouit ce canal ; 2° par la transparence
constante des urines; 3° par la périodicité du travail d'expulsion.

OBSERVATION *de purpura recueillie à l'hôpital maritime de
Brest, par M. Dauvin, chirurgien de 1ʳᵉ classe de la marine.*

Le 26 avril 1844, le nommé Jouand (Pierre), matelot, âgé
de 21 ans, d'une constitution ordinaire, entre à l'hôpital
pour une douleur vive sur le trajet du nerf sciatique. Le pouls
est plein, dur et fréquent ; la face injectée. *Saignée.* Le lendemain, la douleur a cessé. Le 28, le malade, qui ne se plaint

plus de la cuisse , accuse un sentiment d'embarras , de pesanteur , de douleur obtuse à la région lombaire. Le 29 , la
nuit a été agitée ; l'hypogastre est sensible ; une selle liquide
et abondante ; la paupière droite est tuméfiée , abaissée sur
l'œil et ecchymosée ; la peau du front est sablée de petits
points bleuâtres ; des taches d'un rouge brun apparaissent
sur les joues ; les gencives sont saignantes , l'haleine fétide ;
une suffusion sanguine se montre, par places, à la partie antérieure du cou ; l'épaule droite présente deux ecchymoses
de la largeur d'une pièce de 1 franc , semblables à celles qui
résultent d'une contusion ; la poitrine , les bras , les avant-
bras , l'abdomen et les cuisses sont le siége d'une pareille
altération , à divers degrés. Les symptômes généraux sont
peu marqués ; abattement et faiblesse plutôt que réaction.
Médecine expectante.

Dans le courant de la journée , les caractères extérieurs du
purpura se dessinent plus énergiquement ; vers le soir , le
thorax ne se dilate qu'avec effort , la respiration paraît
difficile , il existe un engouement marqué du poumon
gauche.

Le 30 , à la visite du matin , se manifestent tous les signes
de la pneumonie (du côté droit) , fournis par le stéthoscope,
par l'inspection des crachats , la dyspnée , la douleur locale
et l'état du pouls qui est plein , dur et vibrant. Malgré l'apparence passive de l'hémorragie sous-cutanée , et la pro-
babilité du même caractère pour l'exhalation sanguine pulmonaire , une *saignée du bras* est pratiquée , légitimée par la
menace de suffocation à laquelle le malade est en proie ; *ven-
touses sur le côté douloureux*. Sous l'influence de ces moyens,
la congestion thoracique paraît enrayée ; le lendemain , en
effet, les crachats présentaient à peine quelques stries de
sang qui avaient totalement disparu le soir et la respiration
était redevenue libre ; mais , comme compensation de cette
amélioration, le purpura avait fait de notables progrès ; non-
seulement les taches précédentes avaient grandi et revêtu une

teinte plus foncée, mais de nouvelles ecchymoses avaient envahi les téguments, et le corps entier était tatoué d'innombrables maculations, dont un grand nombre, offrant plusieurs nuances de coloration, depuis le rose clair, jusqu'au rouge obscur, avaient la largeur de la main ; en même temps la prostration allait toujours croissant ; les membres étaient froids et œdématiés, le pouls mou, dépressible ; état de demi-sommeil. En présence de ces phénomènes successifs, l'indication ne pouvait être douteuse ; des *toniques* furent prescrits et *du sulfate de quinine à la dose de* 60 *centigrammes* administré dans *du bouillon gras*. Trois jours de cette médication suffirent pour déterminer une réaction salutaire ; un commencement de résolution se montra au pourtour des taches de purpura et, comme témoignage de ce mouvement d'expansion générale, des douleurs vives, de nature rhumatismale, parcoururent alternativement les diverses articulations des membres thoraciques et pelviens. A dater de ce moment, tout parut rentrer dans l'ordre, et enfin le 12 mai commença une convalescence qui ne s'est pas démentie depuis.

Cette observation est intéressante par le nombre et la gravité des symptômes qui se sont successivement présentés et qui ont, tour à tour, exigé des médications différentes : sciatique, purpura, pneumonie, arthrites, telles sont les phases diverses qui ont caractérisé cette maladie, terminée par guérison, après l'emploi des anti-phlogistiques et des toniques.

M. le docteur Duverger, qui, dans sa longue partique à Brest, a observé de nombreux cas de purpura et de scorbut aigu, cite, à propos de cette observation, plusieurs faits où une épistaxis abondante, à retours réguliers et périodiques, accompagnait l'épanchement sanguin sous-dermique, et cédait à l'administration du sulfate de quinine.

M. le docteur Laurencin raconte qu'à la suite d'une amputation de jambe, il a vu survenir, les trois premiers jours, une épistaxis, et le quatrième une exhalation sanguine abondante par le moignon, régulièrement à l'heure où l'opération avait été pratiquée, et il ajoute que là aussi l'alcaloïde du quinquina a triomphé de cette hémorragie intermittente.

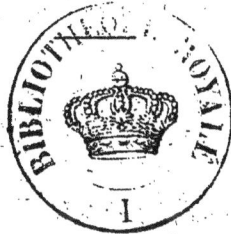

TABLE DES MATIÈRES.

LISTE

DE LA SOCIÉTÉ MÉDICALE DE BREST.

MM.

ALLAIN.

BEUSCHER.

CROZALS.

DEBOURGUES , vice-président.

DEBRY.

FONTAINE.

GUÉZENNEC.

JOLLIVET.

LAIRAN.

LAURENCIN , président.

LE GLÉAU.

LE GRIS-DUVAL.

MM.

LE GUEN.

LE LOUTRE.

LOUAYS-DUVERGER.

MAHER , secrétaire.

MARCIAC.

MIRIEL.

MOLLET , trésorier.

NOEL.

PANAGET.

PAYEN.

PENQUER , secrétaire-archiviste.

POTEL.

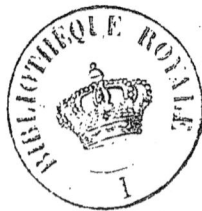

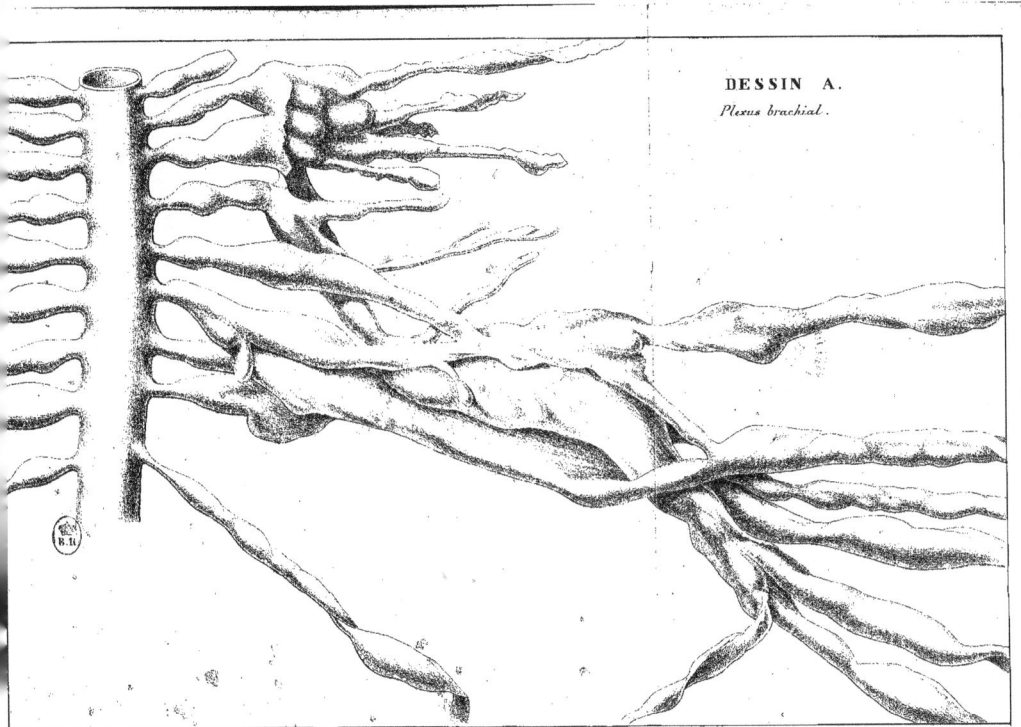

DESSIN A.

Plexus brachial.

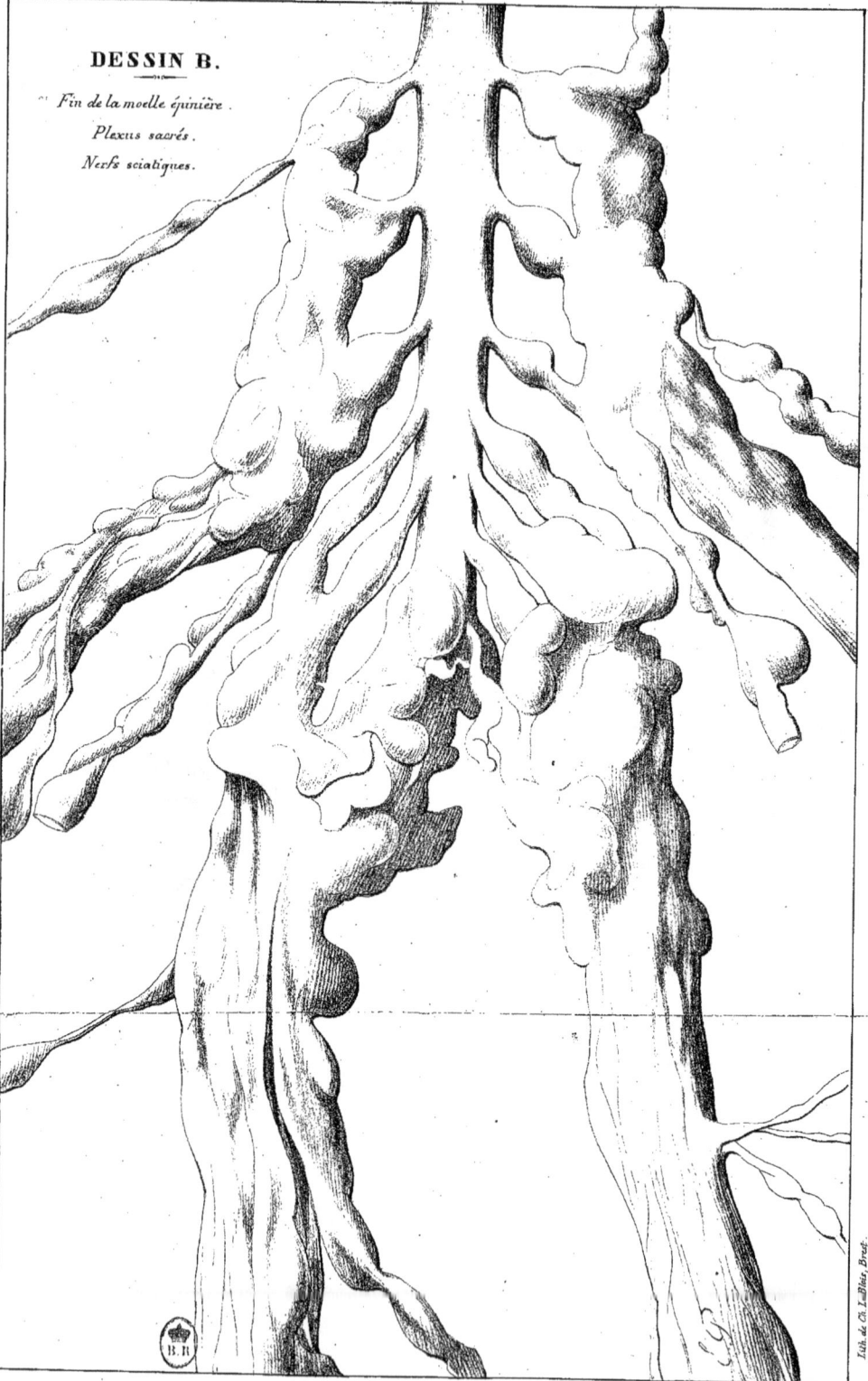

DESSIN B.

Fin de la moelle épinière.

Plexus sacrés.

Nerfs sciatiques.

Lith. de Ch. Lallien, Brest.

DESSIN C.

Tronçon du nerf sciatique.

—————

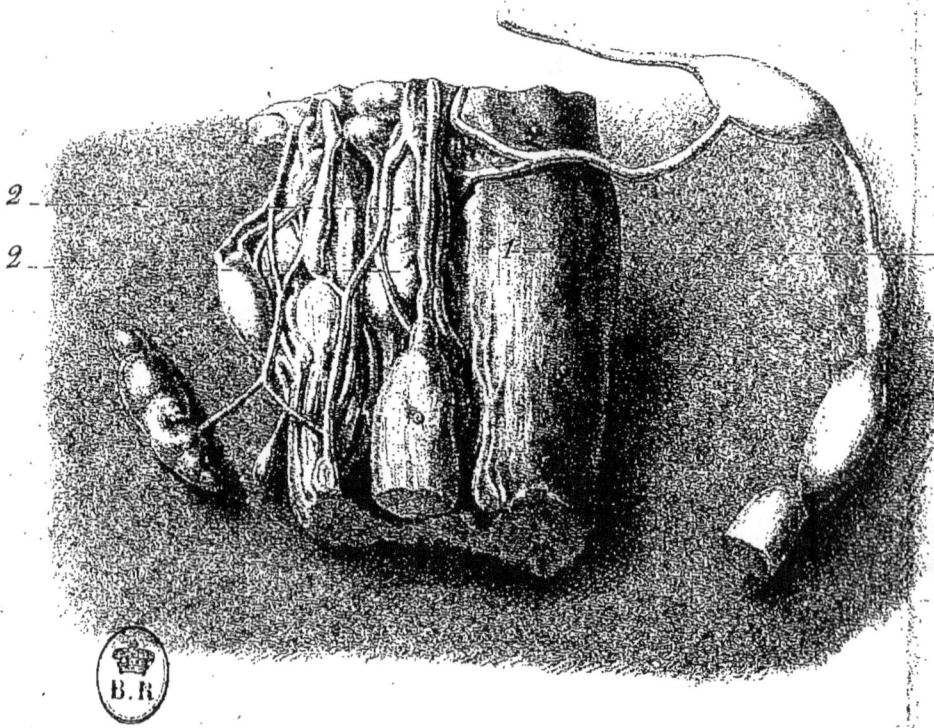

1. Portion de névrilème intacte, le névrilème de la 2.e moitié est enlevé, et laisse les renflements à découvert.

2.2 Fibres nerveuses contournées en spirale autour d'un renflement.

www.ingramcontent.com/pod-product-compliance
Lightning Source LLC
Chambersburg PA
CBHW071321200326
41520CB00013B/2845